TUMEUR FIBREUSE

DE L'UTÉRUS

MÉLANCOLIE SYMPATHIQUE. — ATTAQUES ÉPILEPTIFORMES

Par F. VILLARD

La mélancolie, comme la plupart des autres maladies mentales, n'a pas toujours un point de départ initial dans le cerveau ; elle peut être le résultat de lésions organiques variées, dont la réaction sur les centres nerveux peut donner lieu au délire mélancolique : c'est là ce qu'on désigne sous le nom de mélancolie *sympathique*. Ces différences ont été parfaitement appréciées par Esquirol, qui, dans son *Traité des maladies mentales*, rapporte l'observation d'un malade qui ne pouvait manger, disait-il, parce qu'un corps étranger s'était arrêté dans son gosier et l'empêchait d'avaler. Plongé dans une profonde tristesse, il demandait avec instance qu'on lui retirât ce corps étranger imaginaire. A son autopsie, on trouva un cancer de l'œsophage. Bonnet cite le fait d'un malade qui assurait avoir un crapaud dans l'estomac, et qui portait un squirrhe du pylore. — L'observation suivante, curieuse à plus d'un titre, nous semble un exemple remarquable de cette forme de mélancolie :

N..., quarante et un ans, ouvrière en fleurs artificielles, est entrée à la Salpêtrière le 2 mai 1866. Nous n'avons pu recueillir sur ses antécédents que ce qu'elle a bien voulu nous dire elle-même. Abandonnée par son mari, elle habite seule depuis vingt et un ans et a été obligée de travailler beaucoup pour vivre et pour élever ses deux fils, aujourd'hui morts tous les deux, l'un à l'âge de vingt-trois ans. Son mari la maltraitait et ne lui donnait jamais un sou; par son travail, elle était obligée de subvenir aux frais du ménage, et plus d'une fois elle se vit forcée de vendre une partie de ses vêtements pour ne pas s'exposer à mourir de faim. Il y a trois mois, on l'a conduite à l'asile Sainte-Anne, et aujourd'hui voici l'état dans lequel elle se présente à nous.

La malade semble être sous le poids d'une grande oppression morale; elle baisse la tête, ses traits grippés, contractés, expriment l'anxiété, la douleur. Ses sourcils sont froncés, ses yeux constamment tournés vers la terre. Sa physionomie immobile semble indiquer une profonde concentration de la pensée; de temps en temps, elle pousse de longs et profonds soupirs, et jette autour d'elle de furtifs regards. Lorsqu'on l'interroge, elle ne semble pas entendre; si on appelle plus directement son attention, elle paraît fort contrariée et répond alors, mais à voix basse, tellement basse, qu'à peine peut-on comprendre ce qu'elle dit. Quelquefois, cependant, elle élève la voix, et on peut l'entendre murmurer contre son mari, qui, dit-elle, la maltraitait, et lui aurait donné de mauvaises maladies. Elle se plaint d'éprouver des douleurs dans le ventre et d'avoir des fleurs blanches. Sa parole est lente, interrompue parfois, mais l'articulation se fait bien; on n'observe pas de tremblement à la langue ni dans les membres, et la malade n'a rien perdu de sa force dans les mains. La mémoire ne semble pas altérée car la malade nous raconte des faits qui remontent à plus de vingt ans. Nous la faisons compter : elle s'en tire parfaitement.

La contenance de cette malade est intéressante à observer : elle est assise ordinairement sur une chaise, le tronc incliné en avant, la tête baissée, les mains passées sous la robe et croisées sur le ventre, qu'elles semblent vouloir retenir. Si on lui dit de se lever, elle le fait, mais aussitôt sa figure se contracte plus fort; elle semble avoir peur, regarde autour d'elle et paraît éprouver un grand malaise.

Les membres inférieurs sont légèrement œdématiés.

Jusqu'au 24 mai, cette malade reste dans l'état que nous venons de décrire. Le 24 mai, à dix heures du matin, elle fut prise tout à coup d'un tremblement général, avec refroidissement des extrémités; sa respiration devint anxieuse, et elle perdit connaissance. On observa de légères convulsions de la face, plus marquées du côté gauche; une légère écume vint à la bouche. Bientôt elle tomba dans le coma, d'où elle ne tarda pas à sortir.

Ces attaques se reproduisirent plusieurs fois dans la journée : parfois, elle se mettait à trembler, se jetait à terre et se roulait en tous sens, cherchant à mordre les objets placés près d'elle, et disant de temps en temps : « Oh! que je souffre dans cet état. »

Le soir une nouvelle attaque survint plus violente que les autres : elle avait été précédée de cris, de hurlements.

25 *mai.* — La malade est étendue sur le dos. Elle a vomi plusieurs fois pendant la nuit; elle est dans un accablement profond; ses paupières sont à demi fermées, sa respiration forte, anxieuse; elle a 32 inspirations par minute. La bouche est entr'ouverte, la langue sèche; quand on fait du bruit auprès d'elle, elle ouvre les yeux et regarde fixement; si on l'interroge, elle ne répond pas. Sa figure exprime la souffrance, ses traits sont grippés. La peau est modérément chaude, le pouls est petit et fréquent, et bat 132 pulsations.

Les jambes et les pieds sont gonflés, le ventre est tuméfié, sensible à la pression : par la palpation, on sent une tumeur volumineuse qui occupe le petit bassin et remonte très-haut dans la cavité abdominale.

Par le toucher vaginal, on ne peut atteindre le col de l'utérus que très-difficilement : la partie vaginale n'existe pas, elle est effacée. Les deux lèvres du col sont molles et non granuleuses. Si, le doigt appuyé sur le col, on presse sur le ventre, on sent une tumeur très-volumineuse, très-dure, composée de mamelons laissant entre eux des sillons profonds. Cette tumeur s'étend davantage en haut et à droite ; ses bords latéraux dépassent la ligne médiane de cinq travers de doigt environ de chaque côté. A gauche, la tumeur descend jusque dans la fosse iliaque. En haut et à droite, elle remonte jusqu'au niveau de l'ombilic. Les mouvements qu'on lui imprime se transmettent au col qui se déplace en sens inverse.

25 *mai* (soir). — La malade est toujours dans le décubitus dorsal ; ses paupières sont à demi fermées. Si on lui demande où elle souffre, elle répond à voix basse : « Un peu partout. » La langue est sèche, la face grippée ; les inspirations sont fréquentes ; la peau est chaude et couverte de sueurs ; la température axillaire est de 38° 6 ; le pouls est fréquent et filiforme. La malade meurt dans la nuit.

AUTOPSIE, 36 heures après la mort : — Dans le cerveau on ne trouve aucune altération appréciable : la pie-mère est légèrement injectée ; les membranes cérébrales ne présentent aucune adhérence à la substance nerveuse, qui conserve elle-même sa consistance et son aspect normal. L'examen microscopique démontre que le tissu nerveux n'est pas altéré dans sa structure. — Mais les lésions les plus remarquables se trouvent dans la cavité abdominale : — Dans le bassin, on voit une tumeur énorme située sur la partie postérieure de l'utérus. Cette tumeur est volumineuse, de la grosseur de la tête d'un enfant de dix ans, arrondie, ou plutôt ovoïde, dépassant en haut le détroit supérieur du bassin et remontant jusque dans la fosse iliaque droite, où elle avait été sentie par la palpation.

— L'utérus se présente à la face antérieure de cette tumeur, allongé, rubané. Une sonde introduite par l'ouverture du col, va jusqu'à l'extrémité de la tumeur. L'utérus ouvert présente une cavité allongée, étroite dans laquelle la sonde avance facilement. Les ouvertures des trompes ne peuvent être retrouvées : elles sont complétement oblitérées. Ces derniers éléments, ainsi que l'ovaire, ont perdu leurs rapports normaux. La trompe droite est oblitérée au niveau de son pavillon qu'il est impossible de reconnaître et qui se trouve transformé en un kyste, du volume d'une vésicule biliaire fortement distendue, accolé sur la tumeur et recouvrant l'ovaire droit qui apparaît au-dessous tout aplati. De ce kyste sort un liquide séreux. A gauche on ne trouve rien de semblable : on voit la trompe qui s'étale à la surface de la tumeur et l'ovaire qui lui est accolé.

Cette tumeur se trouve comprise dans l'épaisseur de la paroi postérieure de l'utérus dont les fibres musculaires sont inégalement réparties à sa surface. Elle ne présente ni bosselures, ni dépression ; sa surface est lisse, dure. A la coupe, elle crie sous le scalpel et se présente sous l'aspect d'un tissu lardacé, blanchâtre, analogue au tissu fibreux. Son poids est de quatre kilogrammes.

Au-dessus de la tumeur, dans l'abdomen, on trouve le gros intestin, le côlon descendant, le côlon transverse et le côlon ascendant fortement distendus. Mais cette dilatation est surtout remarquable dans le cœcum, qui présente des dimensions énormes, égales presque à celles de l'estomac. — La vessie n'est pas distendue, mais ses parois sont considérablement hypertrophiées.

Du côte des autres organes, foie, poumons, cœur, etc.. on ne trouve rien de particulier à noter.

En analysant maintenant cette observation, il

nous semble évident que le point de départ de la mélancolie doit être placé dans la tumeur abdominale. Sans doute la malade avait été prédisposée à cette affection par son isolement, ses chagrins, ses ennuis; mais si, d'une part, on considère que le début de la tumeur devait être fort ancien, ainsi que le fait supposer le volume énorme de cette dernière; si, d'autre part, on tient compte de la nature des idées hypochon driaques de la malade, il est impossible de ne pas voir entre ces deux circonstances une relation de cause à effet. A son entrée à l'hospice, elle accuse de grandes souffrances, elle se plaint d'avoir de la leucorrhée et croit que son mari lui a donné de mauvaises maladies, bien que l'examen attentif de la malade ne fasse rien supposer de semblable. — En outre, elle conserve toujours une attitude caractéristique : assise, le tronc incliné en avant, elle a les deux mains croisées sur son ventre, et si on veut lui faire quitter cette position, dans laquelle elle semble éprouver le moins de malaise, sa figure se contracte et exprime l'anxiété, la souffrance. Toutes ces considérations montrent, suivant nous, qu'il existe une relation intime entre les idées délirantes et la lésion abdominale.

Quant aux attaques épileptiformes éprouvées par la malade, nous serions volontiers porté à les considérer comme étant de même nature que celles qui se produisent chez certaines femmes portant un utérus gravide. Il y a là une tumeur énorme, très-dure, déterminant une compression permanente sur les viscères et les plexus nerveux de l'abdomen et du petit bassin, et cela suffit, il nous semble, pour expliquer les réactions qui se produisent, et donner raison des phénomènes nerveux observés chez notre malade, sans aller chercher dans les centres nerveux une cause qui, du reste, n'y existe pas.

DE QUELQUES COMPLICATIONS
DE LA PARALYSIE GÉNÉRALE

Par F. VILLARD.

Une des complications les plus fréquentes de la paralysie générale est certainement la congestion cérébrale qui en est quelquefois le symptôme initial. Cet accident ne se montre pas toujours avec les manifestations typiques que tout le monde connaît; il revêt souvent des formes symptomatiques multiples, que M. Aubanel a distinguées au nombre de huit et que Marcé réduit à cinq. On pourrait en restreindre encore le nombre ou l'augmenter davantage : il n'y a pas, en effet, entre ces formes de délimitation tranchée, et souvent plusieurs des phénomènes caractéristiques de l'une se mélangent avec ceux qui appartiennent à une seconde, de telle sorte que pour chaque malade, pour ainsi dire, il pourrait y avoir une forme spéciale, différente de toutes les autres.

La forme la plus ordinaire, est celle qui est caractérisée par une activité plus grande de la circulation cérébrale. Le malade est inquiet, agité ; il parle beaucoup ; sa figure est injectée; son pouls est rapide, accéléré. A un degré plus avancé, il présente tous les symptômes d'un accès de manie aiguë. Parmi plusieurs faits qu'il nous a été donné d'observer, nous allons rapporter le suivant :

OBSERV. I.

Pez...., 45 ans, blanchisseuse, est entrée à la Salpêtrière pour la seconde fois en décembre 1867, dans le service de M. Baillarger. — Il y a quatre ans et demi, cette malade fut amenée à l'hospice pour la première fois : elle avait perdu la mémoire en partie, était triste et se plaignait de douleurs dans diverses parties du corps. Le jour même de son entrée, elle eut une perte de connaissance qui dura deux heures, et se reproduisit un mois après : ni dans l'une ni dans l'autre circonstance, on n'observa de convulsions. La malade était faible sur ses jambes, mais on n'observait pas de tremblement appréciable ; sa parole était brusque, mais non embarrassée. — Après la seconde perte de connaissance, la mémoire diminua rapidement. M. Baillarger porta alors le diagnostic suivant : Mélancolie avec prodrômes de paralysie générale.

12 *mars* 1865. — La malade est dans une prostration profonde : si on lui parle, on ne peut obtenir d'elle que le mot *oui*. Ses lèvres sont tremblottantes ; sa démarche est chancelante. Il y a émission involontaire des urines et des matières fécales.

15 *avril* 1866. — Depuis quelques jours, on remarque chez la malade de l'excitation ; sa figure est animée ; ses yeux sont brillants. Depuis hier soir, son excitation est devenue plus grande ; elle parle avec volubilité, crie, vocifère, s'agite et se démène : on est obligé de la mettre aux cellules.

Cette malade sortit de l'hospice au commencement de 1867, à peu près guérie ; mais à la fin de la même année, on fut obligé de la ramener à la Salpêtrière. Elle était sous l'influence d'une excitation maniaque très-prononcée, qui obligea de la mettre aux cellules.

En mars 1868, au moment où nous l'observons,

cette malade offre très-accentué le tremblement caractéristique de la paralysie générale. L'odorat et le goût sont abolis, et elle présente l'incohérence et les idées de grandeur spéciales à cette affection : elle est extrêmement riche, car elle a des chambres et des cabinets pleins de poires, de poulets, de gâteaux ; elle est jeune et belle et veut se marier.

Il peut arriver que, chez les paralytiques généraux, au lieu d'excitation, on remarque tout à coup chez eux de la somnolence et une grande inertie physique et morale. Souvent alors on ne tarde pas à les voir tomber dans le coma : ils sont insensibles aux agents extérieurs ; leurs muscles sont dans une résolution complète. Quelquefois, c'est une hémiplégie qui est le résultat de la congestion, hémiplégie d'une durée variable, mais qui finit toujours par disparaître. Enfin, il est une forme plus commune que les deux qui précèdent, et plus importante à la fois par son appareil symptomatique spécial et par l'influence fâcheuse qu'elle exerce sur la marche de la maladie ; nous voulons parler de la congestion apoplectiforme. Trousseau, dans ses belles cliniques de l'Hôtel-Dieu, décrit d'une façon magistrale la congestion cérébrale apoplectiforme qu'il considère comme toujours liée à l'épilepsie. L'observation démontre cependant qu'il n'en est pas toujours ainsi et que la congestion apoplectiforme peut se présenter comme un phénomène symptomatique de plusieurs maladies de l'encéphale, et notamment de la paralysie générale, ainsi que cela ressort des travaux de MM. Baillarger, Billod, Moreau (de Tours), etc. Dans ce dernier cas, tantôt la congestion se manifeste sous forme de vertiges, d'étourdissements; tantôt elle est caractérisée par une perte complète de connaissance, simple, ou présentant l'aspect de l'apoplexie, ou bien s'accompagnant d'attaques qui simulent à s'y méprendre celles qui appartiennent à l'épilepsie. Les observations suivantes peuvent donner une idée de ces diverses manifestations :

OBSERV. II.

Fres..., 36 ans, est entrée à la Salpêtrière le 8 août 1866, dans le service de M. Baillarger. Antécédents : Son père est mort phthisique; elle a un frère aliéné à Bicêtre. Elle s'est mariée fort jeune, et a eu à subir de mauvais traitements de la part de son mari. La mort d'une personne qu'elle affectionnait beaucoup lui produisit une profonde impression. C'est à la suite de cette circonstance qu'elle perdit la raison et fut transportée une première fois à la Salpêtrière, où elle resta dix-huit mois, et où elle présenta une excitation maniaque des plus prononcées.

Aujourd'hui la malade présente un tremblement généralisé ; sa parole est embarrassée, lente ; ses mots sont mal articulés. Elle n'est pas maîtresse de ses mouvements : quand on lui dit, par exemple, d'ouvrir les yeux, elle les ferme. Les muscles des membres supérieurs se contractent faiblement ; elle peut encore coudre ; elle marche assez bien, mais lentement et en se balançant. La sensibilité est intacte; elle accuse parfois des douleurs erratiques dans les membres.

20 *avril* 1868. — Aujourd'hui, tout à coup, la malade était occupée à travailler, lorsqu'elle a perdu connaissance; sa face est devenue pâle; la malade était immobile et on n'a observé chez elle aucune convulsion.

Les deux jours suivants, le même accident s'est reproduit : la perte de connaissance durait chaque fois de 10 à 12 minutes. La malade, en revenant à elle, se plaignait d'une grande faiblesse et d'un malaise général.

Un mois après, les symptômes qu'elle présentait s'étaient notablement aggravés. La marche était devenue presque impossible; la parole était très-difficile et presque incompréhensible. La malade ne pouvait se servir d'une aiguille; en outre, elle perdait involontairement ses urines et ses matières fécales, circonstance qui nécessita son transport dans la section des gâteuses.

OBSERV. III.

Lab..., 40 ans, est entrée à la Salpêtrière le 12 juin 1866, dans le service de M. Baillarger. — A son arrivée, cette malade était en proie à une grande tristesse; elle accusait des douleurs dans tout le corps, se reprochait d'avoir beaucoup péché et présentait un ensemble de symptômes tels que M. Baillarger formula le diagnostic suivant : Délire mélancolique avec soupçon de paralysie générale.

Janvier 1868. — La malade offre les signes d'une paralysie générale bien caractérisée : Tremblement des membres; parole lente, hésitée; incohérence dans les idées; inégalité pupillaire.

26 *juin*. — Ce soir, la malade était occupée à faire de la charpie, lorsque tout à coup elle a perdu connaissance. Elle était assise sur une chaise : son corps s'est affaissé et s'est incliné à gauche. Le côté gauche est devenu le siége de convulsions rapides, presque imperceptibles. La face est pâle, les yeux ouverts, fixes, la mâchoire fortement serrée; une écume abondante sort de la bouche; les dents se heurtent et produisent le grincement. La face est déviée à droite; les paupières sont le siége de contractions rapides; la sensibilité semble anéantie; la malade fait de temps en temps des mouvements de déglutition; émission involontaire des urines; coma.

28 *juin.*— La malade n'est revenue complétement à elle qu'hier soir. Quelques heures après la fin de son attaque, elle a paru sortir du coma, et pendant quelques minutes, elle a présenté une grande agitation et poussait des cris inarticulés; mais elle est retombée ensuite dans l'immobilité. Aujourd'hui tout a disparu.

OBSERV. IV.

Per..., 32 ans, a été admise à la Salpêtrière il y a environ un an, dans le service de M. Baillarger.

Cette malade, d'après les renseignements pris sur son compte, était, avant sa maladie, caissière dans une importante maison de commerce. Elle était intelligente et parfaitement à la hauteur de sa position.

Aujourd'hui, elle présente tous les symptômes de la paralysie générale : Délire des grandeurs avec toute son originalité; incohérence la plus complète dans les idées. Tremblement de la langue, des membres et de tout le corps. Elle possède de grands restaurants en Italie; le bon Dieu lui a promis 60,000 fr. par jour; elle a vu en Bretagne des Chinois coiffés de bonnets de coton, etc., telles sont les pensées bizarres qu'elle émet lorsqu'on veut la faire causer. La démarche est lente, difficile, chancelante parfois. La langue, sortie de la bouche, présente un tremblement rapide et incessant. La parole est hésitante, tremblante, et constitue un véritable bégaiement. La malade peut encore écrire, mais les caractères qu'elle trace sont presque illisibles et dénotent le désordre de ses mouvements.

5 *mai.* — La malade est prise ce matin d'une attaque épileptiforme caractérisée par des convulsions généralisées, s'étendant à tout le corps. Secousses dans les membres supérieurs et inférieurs; contractions violentes des muscles de la face; écume sanglante à la bouche; on observe, en un mot, tous les caractères d'un accès d'épilepsie franche. La durée de l'attaque a été de deux heures, durant lesquelles il y

a eu des rémissions, mais il ne se passait pas cinq minutes d'intervalle entre deux accès. Coma profond après l'attaque; respiration stertoreuse; résolution complète du corps. Trente-six heures après seulement, la malade est revenue à elle.

Nous avons appris que cette malade avait déjà eu une attaque, analogue à celle qui précède, six mois auparavant, et qu'à sa suite, on avait observé une aggravation notable des symptômes qu'elle présentait alors.

La cause intime de ces attaques épileptiformes et apoplectiformes a été diversement interprétée. Laissant de côté l'opinion de ceux qui ne veulent voir dans ces accidents que des phénomènes *sine materiâ*, nous dirons que la plupart des auteurs les regardent comme étant produites par une congestion intense de la substance cérébrale. Dans les leçons qu'il a faites l'an dernier à la Salpétrière, M. Aug. Voisin les considère comme étant souvent le résultat d'ecchymoses méningées, de fluxions pachi-méningitiques et même d'hémorrhagies capillaires, produites par la rupture de dilatations ampullaires des artérioles. Dans plusieurs autopsies de malades ayant succombé à la suite de ces accidents, ce médecin a constaté des dilatations notables des vaisseaux des corps rhomboïdaux. Or comme, d'une part, la même altération se rencontre souvent seule dans l'épilepsie simple; comme, d'autre part, d'après M. Luys, le cervelet prend une part active à la production des accès épileptiques par suite de la communication qui existe entre lui et le bulbe au moyen des pédoncules inférieurs et moyens, il en résulte que l'accès épileptique et l'accès epileptiforme reconnaissent le même mode pathogénique, mode si bien mis en lumière par les expériences de M. Brown-Sequard. Dans l'un et l'autre, du reste, les caractères symptomatiques sont identiques : c'est le même début brusque, subit, la même pâleur de la face, ce sont les mêmes accidents convulsifs et comateux. Dans l'un et l'autre, le sphygmographe donne des lignes d'une similitude parfaite : même lenteur, même dicrotisme, même forme. En un mot, entre ces deux manifestations morbides il n'y a qu'une différence, celle de la cause initiale.

A côté de ces phénomènes de congestion encéphalique, il en est d'autres non moins curieux et non moins intéressants, qui reconnaissent pour point de départ des altérations des organes de la cavité rachidienne. Ce sont des contractions des muscles, partielles ou généralisées, passagères ou intermittentes, résultat de la production de néo-membranes formées sur le feuillet pariétal de l'arachnoïde spinale, néo-membranes que l'on considère généralement comme un produit de sécrétion de cette membrane. D'autres fois, on observe des convulsions tétaniformes bien caractérisées qui coïncident avec une altération spéciale de la membrane séreuse de la moëlle. L'observation suivante est un exemple remarquable de ce genre de phénomènes pathologiques de la paralysie générale.

Obs. V.

Ch..., 38 ans, est entrée à la Salpêtrière dans le service de M. Baillarger en décembre 1867.

Nous n'avons pu recueillir aucun antécédent positif

sur cette malade : à son entrée à l'hospice elle avait du tremblement de la langue ; elle était triste, abattue, cherchait l'isolement. Aujourd'hui (mai 1868), elle présente des symptômes plus accentués : sa parole est difficile, elle articule les mots d'une façon très-imparfaite, et ne prononce que des phrases incohérentes. Sa langue, sortie de la bouche, présente une série d'oscillations rapides dans tous les sens. La malade se promène toute la journée dans les cours, mais elle marche avec difficulté ; elle chancelle souvent et décrit de nombreux zizags avant d'arriver à un point qu'on lui indique. Les mouvements des membres supérieurs et inférieurs sont très-limités et on observe qu'il existe une certaine roideur dans ces parties. La sensibilité au toucher et au pincement est diminuée, mais non abolie : pas d'hémiplégie. La vessie et le rectum ne fonctionnent plus ; il y a émission involontaire des urines et des matières fécales.

9 *mai*. — Depuis deux ou trois jours, cette malade présente de légères convulsions se produisant à des intervalles variables plusieurs fois par jour. — Depuis hier soir, ces accidents sont plus accentués et se montrent toutes les cinq ou six minutes. Nous les avons observés attentivement ce matin ; voici en quoi ils consistent : la tête se recourbe brusquement en arrière, les muscles du cou sont contracturés ; il y a du trismus ; les dents de la mâchoire inférieure sont fortement arcboutées contre celles de la mâchoire supérieure : d'où impossibilité pour la malade de tirer la langue, de boire, de parler. — Les paupières sont closes ; si on les soulève on voit que les pupilles sont égales et contractiles. — Les membres supérieurs sont droits, rigides ; il est impossible de fléchir l'avant-bras sur le bras. Les membres inférieurs sont étendus, immobiles. La colonne vertébrale est incurvée en avant, de telle sorte que la poitrine est saillante, comme soulevée. Les muscles du thorax sont durs et

tendus; la respiration est difficile, anxieuse, entrecoupée.

Les convulsions se développent spontanément, mais on peut aisément les provoquer : pour cela il suffit de pincer et même de toucher la malade. L'électrisation du tronc et des membres détermine la production des accès. Un bruit perçu par la malade produit le même effet : ainsi le battement d'une montre placée près de l'oreille suffit pour amener une violente contraction des muscles.

Dans l'intervalle des accès, la malade ouvre les yeux, s'assied sur son lit et regarde autour d'elle, mais sans articuler une seule parole. Elle a un trismus continuel : il lui est impossible de boire.

Le pouls est régulier et bat 88 fois par minute ; la température axillaire ne va pas au delà de 38°.

Traitement : Injection sous-cutanée de 6 centigrammes de curare. — Toutes les deux heures injection de 2 centigrammes de curare.

Soir, 6 *heures.* — La malade a eu plusieurs accès depuis ce matin : l'un a été provoqué par la piqûre faite pour l'injection curarique. — Ce soir, la malade a les yeux ouverts ; son pouls est fort et bat 92 fois par minute. Elle transpire abondamment : l'injection provoque quelques mouvements convulsifs dans les jambes et dans les muscles du cou.

11 *heures.* — Depuis trois heures environ, la malade est dans un état de somnolence : elle n'a pas eu d'accès. par le pincement on ne détermine la production d'aucun mouvement. Les pupilles sont dilatées et inégales. Le chatouillement de la plante des pieds détermine quelques mouvements réflexes. — La peau est chaude, le pouls large et fort, la respiration irrégulière. T. A. 39°.

11 *mai.* — La malade est dans le décubitus latéral. Sa face est rouge, animée : sa peau couverte de sueurs. Elle cherche à descendre de son lit ; ses paupières

sont largement ouvertes; ses pupilles sont fortement dilatées. Par le pincement, on ne provoque pas d'accès convulsif. Elle a 44 respirations par minute; pouls régulier à 124; T. A. 40° 6.

11 *heures :* face très-rouge; peau brûlante : 44 respirations; P. 124; T. A. 41° 1.—Roideur des muscles du cou : — pas d'accès tétanique par le pincement; — pas de trismus; la malade tire la langue si on le lui demande.

6 *heures :* sueurs abondantes; face animée; peau brûlante, soif vive. 48 respirations; P. — 126; T. A. 41°,2.

12 *mai.* — La nuit a été calme; la malade a dormi et n'a pas eu d'accès; — plus de trismus. Ce matin le pincement ne provoque aucune contraction. L'analyse de l'urine de cette malade donne 31 grammes d'urée pour 1,000 grammes de liquide.

Soir. — La malade tousse un peu; sa respiration paraît gênée. A l'auscultation on entend dans le tiers moyen du poumon quelques bouffées de râles crépitants. 124 pulsations; T. A. 41° 2.

Julep diacodé avec 20 centigrammes de kermès. Tisane pectorale.

13 *mai.* — La malade a eu pendant la nuit une attaque tétanique. — La peau est sèche, brûlante. Toux forte, fréquente. — Râles crépitants. — P. 128; T. A. 40° 8.

14 *mai.* — Grande oppression : 52 inspirations; — Chaleur âcre de la peau. Hier soir, attaque tétanique spontanée avec renversement de la tête en arrière. — La lésion pulmonaire s'est étendue et occupe les deux tiers supérieurs du poumon gauche. — P. = 128; T. A. 41° 2.

La malade meurt dans la journée.

AUTOPSIE. — *Poumons.* — Hépatisation rouge occupant toute la partie inférieure du lobe supérieur du

poumon gauche ; — légère quantité de liquide dans la plèvre du même côté.

Cerveau. — On trouve les altérations qui caractérisent la paralysie générale : adhérence des membranes à la substance cérébrale ; — épaississement de ces membranes ; — ramollissement de la substance grise, etc.

Cavité rachidienne. — Les lésions les plus intéressantes s'observent du côté de la cavité rachidienne. Il n'y a pas de sang dans le canal rachidien : les vaisseaux des méninges sont fortement injectés. Sur l'arachnoïde, on voit ramper un grand nombre de capillaires gorgés de sang, de sorte que cette membrane offre un aspect rougeâtre. Elle présente à la surface de son feuillet pariétal un sablé sensible sous le doigt : en quelques points, ce sablé, offrant à la vue l'apparence de petites papilles saillantes, est tellement abondant, que sous le doigt il donne la sensation d'une langue de chat. C'est surtout dans la partie supérieure, dans la région cervicale surtout, que l'on constate cette disposition. Ces petites granulations s'observent aussi plus abondantes dans la moitié postérieure de l'arachnoïde pariétale, où l'on voit, principalement au niveau des racines nerveuses, de petits tractus celluleux qui s'étendent de cette membrane à la moelle. La rougeur de l'arachnoïde n'est pas uniforme ; elle est beaucoup plus marquée en certains points, et c'est dans ces points que les granulations sont le plus nombreuses. A la loupe, ces petites saillies sont très-apparentes et paraissent contenir un liquide séreux. Elles donnent à la vue tout à fait l'idée des follicules isolées de l'intestin.

La *moelle épinière* ne présentait d'autre altération qu'un léger degré de congestion.

Examen microscopique des granulations de l'arachnoïde fait par M. Liouville. — 1° *faible grossissement.* — Au milieu d'une trame assez résistante d'apparence blanchâtre, composée de tissu connectif, enserrant des nerfs et des vaisseaux, on distingue des masses proéminentes, le plus souvent arrondies, irrégulièrement terminées sur leurs bords, ne paraissant pas avoir d'enveloppe propre qui les encellule. Ces masses sont constituées par des *granulations graisseuses* de volume différent, de teintes plus ou moins foncées, très-rapprochées, placées soit les unes sur les autres, soit les unes à côté des autres ; — ce qui donne l'aspect saillant, l'apparence d'une mûre et la teinte foncée noirâtre, de quelques places. — Si l'on vient à presser la préparation, ces amas se rompent, et la plupart des granulations, soit libres, soit en petites masses, se disséminent ça et là. — Elles ne se colorent pas par le carmin.

2° *Forts grossissements*. — On s'assure bien encore qu'il s'agit de granulations graisseuses, de tailles différentes; mais de plus on distingue qu'elles se trouvent comme superposées, proéminentes, ou même mêlées à des amas plus ou moins abondants de *noyaux volumineux*, arrondis ou légèrement ovalaires, bien limités et qui semblent être des noyaux, mais de volume énorme, de tissu conjonctif. — Ils se trouvent ainsi par groupes, agglomérés, assez serrés les uns contre les autres, ne paraissant pas avoir d'enveloppe propre qui les encellule, intriqués dans des mailles de tissu connectif qui devient plus net sur les bords de ces sortes d'*îlots de noyaux*. — Mais en outre ces noyaux, *qui se colorent par le carmin*, d'une façon nette, se retrouvent alors isolés, disséminés, en plus ou moins grand nombre, mais de volume égal, et toujours considérable, sur le reste de la trame du tissu conjonctif, qui paraît plus épais, plus intriqué qu'à l'état normal. — De plus, c'est cette trame proliférée, elle aussi, qui enserre, comme dans une sorte de gangue, des *nerfs*, des *vaisseaux*, à parois plus épaisses, quelques petites masses calcaires, mal déterminées, à cercles concentriques, de rares amas granulés teints par l'hématoïdine et quelques granulations graisseuses isolées ou en petits groupes.

C'est Bayle qui le premier signala à la surface libre de l'arachnoïde cérébrale, dans la paralysie générale, la production d'exsudats albumineux plastiques, disposés sous forme de petites aspérités sphériques. Depuis, les granulations de l'arachnoïde ont été observées fréquemment dans cette affection : on ne les a pas trouvées seulement à la surface de la séreuse hémisphérique, mais encore dans les ventricules latéraux et même dans le quatrième ventricule où elles ont été rencontrées par M. Joire. Mais, nous ne connaissons pas d'observations dans lesquelles l'existence de cette altération ait été constaté sur l'arachnoïde spinale. De tous les auteurs que nous avons consulté à ce sujet, aucun n'en fait mention : aussi notre dernière observation nous paraît-elle intéressante, car elle constitue un fait très-rare, sinon unique, dans la science.

PARIS. — IMP. VICTOR GOUPY, RUE GARANCIÈRE, 5.

www.ingramcontent.com/pod-product-compliance
Lightning Source LLC
LaVergne TN
LVHW010016230826
846092LV00002B/852

9782019665623